LE JEÛNE INTERMITTENT

GUIDE COMPLET

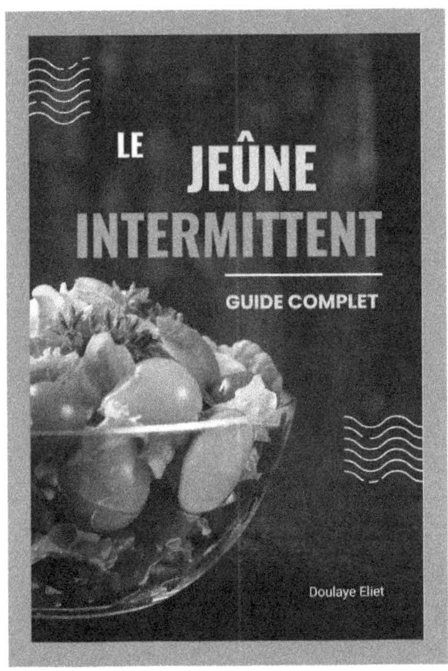

Doulaye Eliet

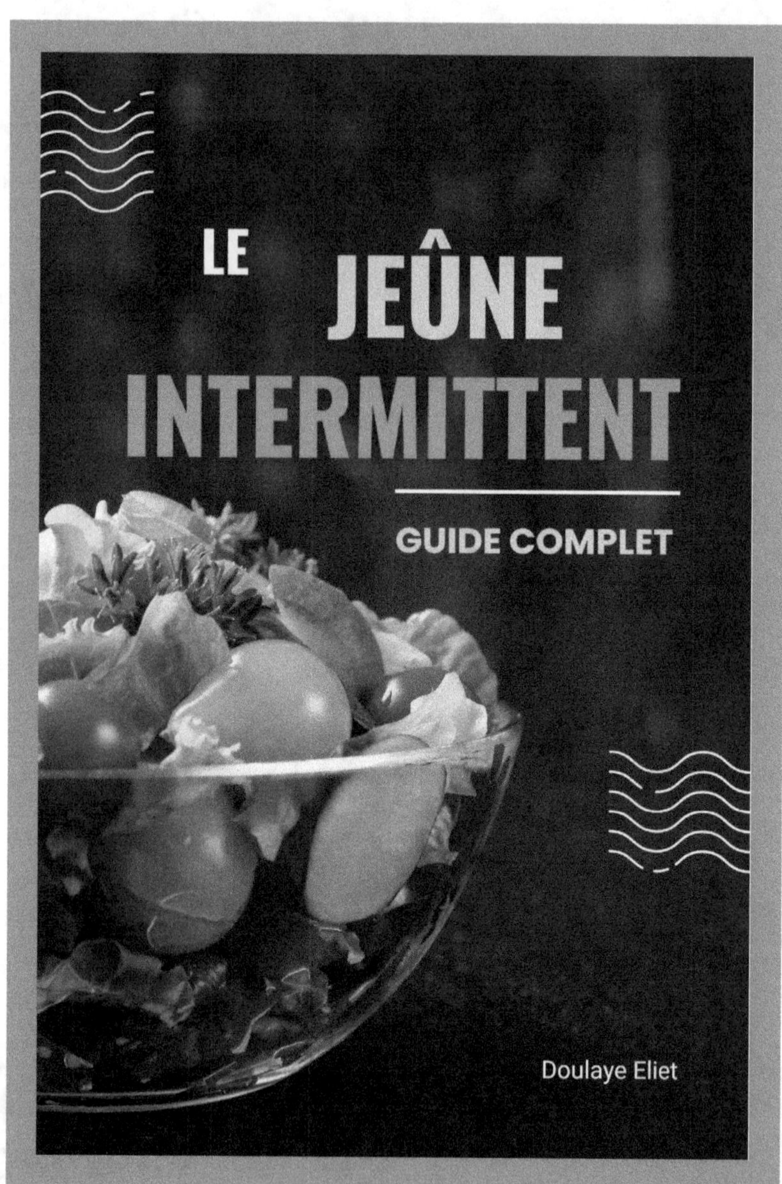

LE JEÛNE
INTERMITTENT
GUIDE COMPLET
Doulaye Eliet

Introduction

Bienvenue dans "Le Jeûne Intermittent : Le Guide Complet",un livre conçu pour vous aider à découvrir et

maîtriser une approche
nutritionnelle innovante et
prometteuse. Dans les pages
qui suivent, vous découvrirez
les subtilités de l'art millénaire
du jeûne adapté à notre mode
de vie moderne.

À une époque où la santé, le
bien-être et la vitalité sont des
priorités, le jeûne intermittent
s'impose comme une méthode
passionnante pour optimiser la
santé physique et mentale.
Plus qu'une simple tendance,
cette pratique ancienne offre
de profonds avantages

soutenus par une recherche et une expérience convaincantes.

Que vous soyez un débutant curieux ou un expert, ce guide est fait pour vous. Ensemble, nous explorerons différentes méthodes de jeûne intermittent, ses avantages et des stratégies pour intégrer soigneusement cette pratique dans votre vie quotidienne. En dissipant les idées fausses et en fournissant des informations basées sur des preuves scientifiques, nous visons à vous fournir un guide clair, significatif et pratique.

Préparez-vous à plonger dans le monde du jeûne intermittent et découvrez comment il peut affecter votre métabolisme, votre énergie et votre sentiment général de bien-être. Que votre objectif soit d'améliorer votre santé, de perdre du poids de façon permanente ou simplement de mieux comprendre votre corps, ce guide vous donnera les informations dont vous avez besoin pour prendre des décisions éclairées.

Rappelez-vous que le parcours de chacun vers une meilleure santé est unique. Prenez le temps de rechercher, d'expérimenter et d'adapter les méthodes à vos besoins individuels. Une fois que vous aurez une compréhension approfondie du jeûne intermittent, vous serez prêt à commencer ce voyage avec confiance et détermination.

Tournez la page et lancez-vous dans cette aventure passionnante pour découvrir comment le jeûne intermittent peut enrichir votre vie d'une manière que vous n'auriez jamais imaginée.

Chapitre 1 :Introduction au Jeûne Intermittent

Le jeûne intermittent, une pratique séculaire, gagne en

popularité aujourd'hui pour ses bienfaits pour la santé et son potentiel d'amélioration du mode de vie. Dans ce chapitre, nous plongerons dans les bases du jeûne intermittent, explorerons les différents modèles disponibles et fournirons des exemples concrets pour vous guider dans votre voyage.

Les bases du jeûne intermittent :

Le jeûne intermittent est basé sur des périodes alternées de jeûne et d'alimentation.

L'objectif est de permettre au corps de connaître des périodes de repos digestif et métabolique qui peuvent soutenir la régulation de l'insuline, la combustion des graisses et d'autres processus biologiques bénéfiques.

Exemple concret : la méthode 16/8

L'une des méthodes les plus courantes est la méthode 16/8, où vous jeûnez pendant 16 heures et limitez l'alimentation à 8 heures. Par exemple, si vous commencez votre jeûne à 20 h 00 le soir, vous ne mangerez rien avant 12 h 00 le lendemain.Pendant la période d'alimentation, il est important de choisir des aliments nutritifs et équilibrés qui nourriront votre corps.

Exemple spécifique : Méthode 5:2
 Une autre approche est la méthode 5:2, où vous mangez normalement cinq jours par semaine et réduisez votre apport calorique à environ 500-600 calories les deux

autres jours. Ces restrictions caloriques peuvent être non consécutives et devraient idéalement inclure des aliments riches en nutriments pour maintenir votre santé.

Trouvez ce qui fonctionne pour vous :
 Chaque personne réagit différemment au jeûne intermittent. Certaines personnes préfèrent une période de jeûne plus longue, tandis que d'autres préfèrent une période plus courte.

Écoutez votre corps et ajustez le programme de traitement en conséquence. Vous pouvez commencer par des périodes plus courtes et augmenter progressivement la durée au fur et à mesure que vous vous y habituez.

**Exemple spécifique :
Méthode de jeûne alternative**
Une méthode de jeûne alternative consiste à alterner jeûne complet (où vous ne consommez que de l'eau) et manger normalement entre les jours. Par exemple, vous

pouvez jeûner tous les deux jours. Il est important de rester bien hydraté les jours de jeûne et de choisir des aliments nutritifs les jours de repas.

Le jeûne intermittent offre une variété d'approches, chacune avec ses propres avantages uniques. En lisant ce guide, réfléchissez à la méthode qui conviendrait le mieux à votre style de vie, à vos objectifs et à votre état de santé actuel. En expérimentant et en ajustant, vous trouverez ce qui vous convient le mieux.

Des bénéfices potentiels:
 Le jeûne intermittent n'est pas seulement pour le contrôle du poids. La recherche montre qu'il peut améliorer la sensibilité à l'insuline, réduire le risque de maladie cardiaque et favoriser la santé du cerveau. Lorsque vous donnez à votre corps le temps de guérir et de se réparer, vous remarquerez peut-être une augmentation de l'énergie et une amélioration de la clarté mentale.

Adaptation progressive :
 Si vous débutez dans le jeûne intermittent, vous pouvez commencer lentement. Vous pouvez sauter le petit-déjeuner quelques jours par semaine ou limiter le dîner. Au fil du temps, vous pouvez étendre vos fenêtres de jeûne pour ressentir des effets positifs sur votre corps et votre esprit.

Consultation médicale:
 Parlez à un médecin avant de plonger, surtout si vous avez une condition médicale. Le jeûne intermittent peut ne pas

convenir à tout le monde et il est important de réfléchir à votre situation avant de commencer.

 En suivant les exemples concrets et les conseils de ce chapitre, vous serez mieux préparé pour commencer votre voyage dans le monde du jeûne intermittent. La clé est d'expérimenter, d'écouter votre corps et d'adapter les exercices à votre style de vie. Continuez à explorer les chapitres suivants pour approfondir votre compréhension et apprendre comment le jeûne intermittent peut être utilisé en toute sécurité et efficacement.

Chapitre 2 :Les Différentes Méthodes de Jeûne Intermittent

Dans ce chapitre, nous allons explorer en détail les différentes méthodes de jeûne intermittent. Chaque méthode offre une approche unique pour structurer les cycles de jeûne et d'alimentation, permettant une flexibilité pour s'adapter à différents modes de vie. Nous fournissons des exemples précis pour vous aider à mieux comprendre et choisir la méthode la mieux adaptée à vos besoins et à vos objectifs.

1. Méthode 16/8 : Jeûne quotidien

 La méthode 16/8 est l'une des méthodes les plus populaires pour le jeûne intermittent. Cela implique de jeûner pendant 16 heures et de limiter l'alimentation à 8 heures. Cela peut être réalisé en sautant le petit-déjeuner et en ne mangeant que pendant une certaine fenêtre, par exemple de 12h00 à 20h00.

Exemple concret :

Temps de jeûne : 20h00-12h00 le lendemain (16h00)

Période d'alimentation : 12h00-20h00 (8 heures)

Conseil Choisissez une alimentation nutritive et équilibrée pendant la période d'alimentation pour maximiser les avantages.

2. Méthode 5 : 2 :
Restrictions caloriques

La méthode 5: 2 consiste à manger normalement cinq jours par semaine et à réduire considérablement votre apport calorique (environ 500 à 600 calories) les deux autres jours. Ces jours de restriction peuvent être non consécutifs et sont parfois appelés "jours de la fourrure".

Exemple spécifique :

Jours de jeûne : **mardi et vendredi**

Apport calorique : seulement ces jours-ci environ **500-600 calories**

Conseil. Choisissez des aliments riches en nutriments pour optimiser l'apport les jours limités.

3. Méthode de jeûne alternative : polyvalence et flexibilité

Une autre méthode de jeûne alterne entre des jours de jeûne complet (ne buvant que de l'eau) et des jours d'alimentation normale. Cette approche offre de la flexibilité et peut être adaptée à vos préférences.

Exemple spécifique :

Jours rapides : lundi, mercredi et vendredi (pleine vitesse)

Jours de repas : mardi, jeudi, samedi et dimanche (repas normal)

Astuce : N'oubliez pas de rester hydraté les jours de jeûne et de choisir des repas équilibrés les jours de repas.

4. Méthode manger-arrêter-manger : jeûne de 24 heures

Cette méthode consiste à jeûner pendant 24 heures complètes une ou deux fois par semaine. Par exemple, si vous commencez votre jeûne à 19h00, vous ne mangerez pas avant 19h00. le jour suivant.

Exemple spécifique :
Temps de jeûne :
19h00-19h00 le lendemain (24 heures)

Conseil : Buvez beaucoup d'eau pendant le jeûne pour rester hydraté et choisissez des aliments nutritifs après le jeûne.

5. Méthode de jeûne à intervalles fixes : cohérence quotidienne

Cette méthode consiste à choisir une heure de jeûne quotidienne spécifique, par exemple entre 14h et 18h chaque jour. Le but de cette approche est de maintenir une routine cohérente pour faciliter l'adaptation.

Exemple spécifique :
Temps de jeûne : 18h00 - 14h00 le lendemain (20h00)
Période d'alimentation : 14h00-18h00 (4 heures)

Conseil Respectez régulièrement la fenêtre de jeûne que vous avez choisie pour tirer le meilleur parti de cette méthode. **Choisissez la méthode qui vous convient** : Chaque méthode a ses propres avantages et défis. Il est important d'en choisir un qui correspond à votre style de vie, vos objectifs et votre tolérance individuelle. N'oubliez pas que l'objectif final est de trouver un équilibre durable qui favorise votre bien-être à long terme.

Au fur et à mesure que vous explorez ces différentes méthodes, n'hésitez pas à expérimenter et à changer en fonction de ce qui vous convient le mieux. La flexibilité du jeûne intermittent vous permet d'intégrer cet exercice à votre routine quotidienne. Le chapitre suivant examine en détail les bienfaits pour la santé que le jeûne intermittent peut apporter à votre vie.

Chapitre 3:Les Bénéfices pour la Santé

Dans ce chapitre, nous explorons les nombreux avantages que le jeûne intermittent peut apporter à votre santé. Des études ont montré des effets positifs sur la perte de poids, la régulation de l'insuline, la santé cardiaque et plus encore. Nous vous donnerons des exemples concrets pour vous aider à comprendre comment ces bienfaits peuvent se manifester dans votre vie.

1. Contrôle du poids :

Le jeûne intermittent peut être un allié précieux dans la gestion du poids. En réduisant votre fenêtre d'alimentation, vous pouvez naturellement réduire votre apport calorique quotidien et ainsi favoriser la perte de poids. De plus, le jeûne intermittent peut entraîner des changements hormonaux bénéfiques qui favorisent la combustion des graisses.

Exemple concret :

La méthode 16/8 : En sautant le petit-déjeuner, vous pouvez réduire votre apport calorique quotidien et maintenir des repas équilibrés lorsque vous mangez.

2. Meilleure sensibilité à l'insuline :

Le jeûne intermittent peut aider à améliorer la sensibilité à l'insuline, ce qui peut être bénéfique pour les personnes atteintes de prédiabète ou de diabète de type 2. En limitant les pics d'insuline, vous

favorisez une meilleure régulation de la glycémie.
 Exemple concret :
 Méthode 5:2 : Les jours de restriction calorique peuvent aider à réduire la glycémie et à améliorer la sensibilité à l'insuline.

3. Santé cardiaque :
 Le jeûne intermittent peut avoir un effet positif sur la santé cardiaque en abaissant les niveaux de (mauvais) cholestérol LDL et en améliorant les marqueurs

inflammatoires. Cela peut
potentiellement réduire le
risque de maladie cardiaque.
Exemple concret :
 **Méthode de jeûne à
intervalle fixe** : En maintenant
une période de jeûne
constante, vous pouvez
favoriser la santé cardiaque en
réduisant l'inflammation et en
favorisant des taux de
cholestérol plus sains.

4. Autophagie : nettoyage naturel des cellules

 Le jeûne intermittent peut
stimuler l'autophagie, le

processus par lequel les cellules se décomposent et recyclent les composants endommagés. Il peut ralentir le vieillissement cellulaire et réduire le risque de maladies liées à l'âge.

Exemple concret :
La méthode Eat-Stop-Eating : Jeûner pendant 24 heures peut donner à votre corps le temps d'activer l'autophagie, qui favorise la régénération cellulaire.

5. **Clarté mentale et énergie :**

Le jeûne intermittent peut améliorer la clarté mentale et augmenter les niveaux d'énergie. Vous évitez les fluctuations de la glycémie, vous pouvez éviter les baisses d'énergie après un repas et vous ressentirez une énergie plus constante tout au long de la journée.

Exemple concret : Méthode de jeûne alternative : En alternant les jours de jeûne et de repas, vous remarquerez peut-être une amélioration de votre concentration et de votre niveau d'énergie. **Choisissez la méthode qui convient à vos objectifs :**

Ces exemples concrets illustrent comment différentes méthodes de jeûne intermittent peuvent avoir un effet positif sur la santé. Cependant, il est important de choisir une approche qui répond à des objectifs et à des besoins spécifiques. Avant de commencer, consultez votre médecin pour vous assurer que le jeûne intermittent vous convient, surtout si vous avez une condition médicale préexistante.

 En explorant ces avantages pour la santé, vous voudrez peut-être réfléchir à la manière dont le jeûne intermittent peut être intégré à votre mode de vie pour améliorer votre santé physique et mentale. Le chapitre suivant vous guide à travers les étapes pratiques pour démarrer en toute sécurité et avec succès le jeûne intermittent.

Chapitre 4: Comment Commencer en Toute Sécurité

Dans ce chapitre, nous couvrirons les étapes les plus importantes pour démarrer en toute sécurité et avec succès le jeûne intermittent. Il est important de prendre des précautions avant de commencer cette pratique, surtout si vous avez une condition médicale préexistante. Nous fournissons des exemples précis pour

vous guider dans les
préparations nécessaires et
vous aider à intégrer
progressivement le jeûne
intermittent.

1. Évaluation de votre condition médicale :

 Il est important de consulter
un médecin avant de
commencer le jeûne
intermittent, surtout si vous
avez une condition
préexistante comme le
diabète, des troubles
alimentaires ou des problèmes
cardiaques. Votre médecin

peut vous donner les meilleurs conseils en fonction de votre état.

Exemple concret :
Examen médical : Prenez rendez-vous avec votre médecin pour discuter de vos antécédents médicaux et déterminer si le jeûne intermittent vous convient.

2. Comprendre votre rythme de vie :

Évaluez votre emploi du temps et décidez quelle méthode de jeûne intermittent convient le mieux à votre routine. Si vous avez des engagements matinaux qui nécessitent de l'énergie, vous pourriez envisager de faire une fenêtre de jeûne en début de journée.

Exemple concret :
Mode de vie du matin : si vous aimez un petit-déjeuner énergisant, la méthode 16/8 avec une fenêtre de jeûne ultérieure peut être plus adaptée pour vous.

3. Préparez l'environnement :

Pour réussir le jeûne intermittent, assurez-vous d'avoir sous la main des aliments sains et nutritifs lorsque vous mangez. Préparez des repas équilibrés à l'avance afin de ne pas faire des choix moins sains par manque de préparation.

Exemple concret :

Planification des repas : préparez des repas riches en protéines, en fibres et en nutriments pour alimenter votre corps pendant que vous mangez.

4. **Commencez petit à petit.**
 Si vous débutez dans le jeûne intermittent, il est recommandé de commencer progressivement. Vous pouvez commencer par un jeûne plus court, comme 12 heures, et augmenter progressivement la durée au fur et à mesure que vous vous sentez à l'aise.

Exemple concret :
 Progression progressive : Commencez par un jeûne de 12 heures pendant quelques jours, puis augmentez

progressivement jusqu'à 14, 16 ou 18 heures, selon votre adaptation.

5. **Restez hydraté:**
 L'hydratation est essentielle pendant le jeûne intermittent. Buvez suffisamment d'eau tout au long de la journée pour maintenir votre niveau d'hydratation. Les boissons sans calories comme le thé et le café noir sont également autorisées pendant le jeûne.
 Exemple concret :
 Restez hydraté : Gardez une bouteille d'eau à portée de

main et buvez régulièrement
pour rester bien hydraté.

6. Écoutez votre corps :

Pendant le jeûne intermittent,
écoutez attentivement les
signaux de votre corps. Si
vous ressentez des
étourdissements, une
faiblesse ou d'autres
symptômes inhabituels, cela
peut être un signe que vous
devez interrompre votre jeûne
et manger.

Exemple concret :
Faire face aux symptômes :
Au début, vous pouvez

ressentir une sensation de faim plus forte. Si vous vous sentez mal à l'aise, choisissez un aliment nutritif pour rompre votre jeûne.

7. **Soyez patient et persévérant** :

 L'adaptation au jeûne intermittent peut prendre du temps. Soyez patient avec vous-même et ne vous attendez pas à des résultats immédiats. Laissez votre corps s'y habituer petit à petit.
 Exemple concret :

Cohérence : les premières semaines peuvent être difficiles, mais avec de la pratique, vous vous habituerez à la nouvelle routine et à la faim.

En suivant ces étapes et des exemples concrets, vous pouvez vous préparer efficacement et en toute sécurité à commencer votre parcours de jeûne intermittent. N'oubliez pas que le jeûne intermittent n'est pas une approche unique et qu'il est important d'adapter votre expérience à votre situation individuelle. Le chapitre suivant vous guide à travers des stratégies pour atténuer les effets secondaires potentiels et optimiser le jeûne intermittent.

Chapitre 5 : Gérer les Effets Secondaires Possibles

Dans ce chapitre, nous discutons des effets secondaires possibles du jeûne intermittent et suggérons des stratégies pratiques pour les atténuer. Bien que le jeûne intermittent puisse offrir de nombreux avantages, certaines personnes peuvent ressentir des symptômes temporaires pendant la période d'adaptation. Nous fournissons des exemples concrets pour vous aider à gérer ces effets secondaires et à optimiser votre expérience utilisateur.

1. Crises de faim et de famine :

L'une des préoccupations les plus courantes est la faim intense pendant le jeûne. Il est important de comprendre que la faim est normale et peut diminuer à mesure que votre corps s'adapte au jeûne intermittent.

 Exemple concret :

 Stratégie : Mangez des aliments riches en fibres avec les repas pour vous sentir rassasié plus longtemps. Buvez également beaucoup d'eau pour réduire la faim.

2. Fatigue et faiblesse :

Certaines personnes peuvent se sentir fatiguées ou faibles pendant les premiers jours de jeûne intermittent. Cela peut être dû au fait que votre corps s'est adapté à la nouvelle routine.

Exemple concret :

Stratégie : Prévoyez du temps pour le repos et la relaxation pendant la période de jeûne. Évitez les activités physiques intenses pendant cette période d'adaptation.

3. Maux de tête :

Les maux de tête peuvent être causés par une restriction en caféine, une déshydratation ou des changements hormonaux associés au jeûne intermittent.

Exemple concret :

 Stratégie : Buvez suffisamment d'eau pour rester hydraté et réduisez graduellement votre consommation de caféine plutôt que de l'arrêter brusquement.

4. Irritabilité et sautes d'humeur :

Les variations de la glycémie
et les fluctuations hormonales
peuvent provoquer des sautes
d'humeur temporaires.

Exemple concret :
Stratégie : Pratiquez des
techniques de relaxation telles
que la méditation, le yoga ou
la respiration profonde pour
soulager le stress et
l'irritabilité.

5. Problèmes d'endormissement :

Certaines personnes peuvent avoir du mal à dormir, surtout si elles jeûnent tard le soir.
Exemple concret :
Stratégie : si vous avez du mal à dormir, essayez de jeûner des heures plus tôt et assurez-vous de créer un environnement de sommeil favorable.

6. Constipation :
Un apport alimentaire réduit peut causer des problèmes digestifs et de la constipation chez certaines personnes.
Exemple concret :

Stratégie : Assurez-vous de consommer suffisamment de fibres aux repas pour favoriser la digestion.

7. Palpitations cardiaques et étourdissements :

Certaines personnes peuvent ressentir des palpitations ou des étourdissements, en particulier au cours des premières semaines d'adaptation.

Exemple concret :

Stratégie : Assurez-vous d'être bien hydraté et de

consommer suffisamment de sel lorsque vous mangez pour maintenir l'équilibre électrolytique.

8. **Répondez à l'exercice** : Faire de l'exercice pendant le jeûne intermittent peut être plus difficile pour certaines personnes, surtout les premiers jours.
 Exemple concret :
 Stratégie : faites des exercices légers à modérés pendant le jeûne et prévoyez une activité plus intense

pendant les périodes de repas. Choisir les bonnes stratégies pour vous :

Chaque personne peut réagir différemment aux effets secondaires potentiels du jeûne intermittent. Les exemples concrets et les stratégies mentionnés ci-dessus vous aideront à gérer ces effets et à optimiser votre expérience utilisateur. Il est important d'adapter ces stratégies à vos besoins et à votre situation.

En surmontant les effets secondaires potentiels et en

mettant en œuvre ces conseils pratiques, vous serez mieux préparé à adopter le jeûne intermittent avec confiance et détermination. Le chapitre suivant examine les aliments consommés au moment des repas et fournit des conseils pour planifier des repas équilibrés.

Chapitre 6 : Aliments à Favoriser pendant les Périodes d'Alimentation

Dans ce chapitre, nous explorerons les aliments sur lesquels se concentrer pendant les périodes de repas pendant le jeûne intermittent. La qualité des aliments que vous consommez joue un rôle crucial dans le succès de cette pratique. Nous fournissons des exemples concrets pour vous aider à planifier des repas nutritifs et équilibrés qui soutiennent votre santé et vos objectifs.

1. Choisissez des aliments entiers non transformés :

Les aliments entiers non transformés tels que les fruits, les légumes, les grains entiers, les protéines maigres et les graisses saines sont riches en nutriments essentiels et en fibres.

Exemple concret :
Petit-déjeuner : yaourt grec avec baies fraîches et noix.

Déjeuner : Salade de quinoa avec légumes frais, légumineuses et poulet rôti.

Dîner : Saumon au four avec légumes rôtis et riz brun.

2. Préférez les protéines :

Les protéines sont essentielles à la construction et à la réparation des tissus corporels. Ils favorisent également une sensation de satiété et la préservation de la masse musculaire pendant le jeûne.

Exemple concret :
Snack : œuf dur et bâtonnets de carottes. **Déjeuner** : wrap de dinde aux légumes dans une tourte de blé entier. **Dîner** : Tofu frit avec légumes et nouilles de riz.

3. **Inclure des graisses saines :**

Les graisses saines, telles que celles que l'on trouve dans les avocats, les noix, les graines et les huiles d'olive, sont importantes pour la santé du cerveau, la régulation hormonale et l'absorption des vitamines liposolubles.

Exemple concret :

Petit-déjeuner : avocat haché sur du pain de grains entiers avec des œufs brouillés.

Déjeuner : Salade d'épinards aux noix, morceaux de poulet et sauce à l'huile d'olive. **Dîner**

: saumon grillé avec légumes
grillés et une cuillerée d'huile
d'olive.

4. Privilégiez les légumes et les fruits :

Les légumes et les fruits
contiennent beaucoup de
fibres, de vitamines, de
minéraux et d'antioxydants. Ils
aident à maintenir une
sensation de satiété et
favorisent une digestion saine.
Exemple concret :
Collation : Bâtonnets de
concombre et de poivron avec

une trempette à base de yogourt. **Déjeuner** : Wrap aux légumes avec haricots noirs, poivrons, salade et salsa. **Dîner** : Brochettes de poulet avec légumes rôtis et salade de fruits en dessert.

5. Restez hydraté :

 L'hydratation est essentielle pour soutenir votre santé globale. Buvez suffisamment d'eau tout au long de la journée pour maintenir l'équilibre hydrique.

Exemple concret :

Boisson : Eau, eau d'agrumes ou tisane non sucrée. **Nutrition** : Mangez des aliments riches en eau comme les concombres, les pastèques et les soupes légères.

6. Limiter les sucres raffinés et les produits transformés :

Évitez les aliments riches en sucre raffiné, tels que les boissons gazeuses, les pâtisseries et les aliments transformés, qui peuvent provoquer des pics d'insuline et des sensations de faim.

Exemple spécifique :

A éviter : les sucreries, les biscuits industriels, les boissons sucrées.

Choisissez : Des fruits frais pour une collation sucrée, du yaourt au miel comme édulcorant naturel.

7. **Planifiez votre repas :** Planifier des repas équilibrés autour des heures de repas est essentiel pour vous assurer d'obtenir les nutriments dont vous avez

besoin pour soutenir votre santé et vos objectifs.

Exemple concret :

Planification : Préparez les repas à l'avance pour ne pas faire de choix moins sains lorsque vous avez faim.

8. Écoutez votre corps :

Chaque personne est unique, il est donc important d'écouter les signaux de votre corps pour déterminer quels aliments vous conviennent le mieux.

Exemple concret :

Réponse personnelle : Remarquez comment votre

corps réagit à certains
aliments et ajustez votre
alimentation en conséquence.
En suivant ces exemples
concrets et en choisissant des
aliments nutritifs et équilibrés
au moment des repas, vous
maximiserez les bienfaits du
jeûne intermittent pour la
santé. Un équilibre entre les
aliments que vous mangez et
les périodes de jeûne
contribueront à une
expérience réussie et durable.
Le chapitre suivant contient
des conseils pour maintenir le
jeûne intermittent à long terme

et intégrer cette approche
dans votre mode de vie.

Chapitre 7 :Intégrer le Jeûne Intermittent dans Votre Style de Vie

Dans ce chapitre, nous explorons des stratégies pratiques pour faire du jeûne intermittent une partie durable de votre mode de vie. Pour réussir dans cette pratique à long terme, il faut trouver des approches flexibles adaptées à vos préférences et à vos limites. Nous fournissons des exemples concrets pour vous aider à rester engagé et à tirer le meilleur parti du jeûne intermittent.

1. Choisissez une méthode qui correspond à votre emploi du temps.
La routine quotidienne peut influencer le choix de la méthode de jeûne intermittent. Choisissez une méthode qui s'adapte naturellement à votre emploi du temps et n'interfère

pas avec votre productivité ou votre activité.

Exemple concret :

Horaire du matin : Si vous avez des engagements le matin, choisissez une fenêtre de jeûne qui vous permet de prendre un petit-déjeuner rapide.

2. Réservez des jours flexibles :

Incluez des jours flexibles lorsque vous ne suivez pas strictement le jeûne intermittent. Cela vous permet de profiter d'occasions spéciales ou de situations où le jeûne peut être moins pratique.

Exemple concret :
Jour flexible : Choisissez un jour de la semaine où vous pourrez savourer un copieux petit-déjeuner sans suivre la fenêtre de jeûne normale.

3. Prévoyez des repas équilibrés et variés :
Variez les aliments consommés pendant la tétée

pour assurer une gamme complète de nutriments.

Exemple concret :

Variété : Choisissez une variété de sources de protéines telles que le poulet, le poisson et les légumineuses pour éviter la monotonie.

4. Prédire les situations sociales :

Lors d'événements sociaux, réfléchissez à la façon dont vous pouvez ajuster votre jeûne intermittent pour profiter de ces moments tout en atteignant vos objectifs.

Exemple concret :
Stratégie : se précipiter le
matin quand on sait qu'il y a un
repas social le soir pour
pouvoir participer sans
restriction.

5. Pratiquez la flexibilité :
Soyez ouvert à l'ajustement
de votre fenêtre de jeûne en
fonction de votre niveau
d'énergie, de votre appétit et
de vos besoins individuels.
Exemple concret :
Adaptation : Si vous vous
sentez particulièrement affamé
un jour, raccourcissez la

période de jeûne ou choisissez
une méthode moins
contraignante.

6. Restez en contact avec votre corps :

 Écoutez les signaux de votre
corps pour déterminer si le
jeûne intermittent vous
convient toujours. Si vous
pensez que cela devient trop
restrictif ou contre-productif, il
est peut-être temps de
réévaluer votre approche.
 Exemple concret :

Évaluation régulière : Faites une évaluation mensuelle pour voir si le jeûne intermittent est toujours bénéfique et agréable.

7. Cherchez des alternatives aux périodes de jeûne :

Si vous trouvez que le jeûne est une lutte, trouvez des activités non alimentaires pour vous occuper et vous divertir.

Exemple concret :
Distractions : Faites du yoga, lisez ou promenez-vous pendant le jeûne pour éviter

de penser constamment à la
nourriture.

8. Partagez vos objectifs avec les personnes qui vous entourent :

Expliquez vos objectifs de jeûne intermittent à vos proches afin qu'ils puissent vous soutenir et respecter vos choix.

Exemple concret :

Communication : Dites à vos amis et à votre famille que vous observez un jeûne intermittent pour éviter la pression sociale pour manger en dehors de la fenêtre de jeûne. En incorporant ces stratégies pratiques dans votre vie, vous pouvez rendre le jeûne intermittent plus facile à suivre et à maintenir à long terme. L'objectif est de créer une routine qui soutient vos objectifs de santé tout en étant réaliste et adaptable.

Le chapitre suivant conclut notre guide en résumant les points principaux et en vous encourageant à poursuivre votre cheminement vers une

meilleure santé grâce au jeûne
intermittent.

Chapitre 8 : Récapitulatif et Continuité de Votre Voyage de Jeûne Intermittent

Dans ce dernier chapitre, nous
passerons en revue les points
les plus importants que vous
avez appris de ce guide sur le
jeûne intermittent. Nous
résumerons les étapes clés,
les avantages et les stratégies

pour vous aider à rester connecté et à poursuivre votre voyage vers une meilleure santé. Des exemples précis vous rappelleront comment vous pouvez appliquer ces principes à votre vie de tous les jours.

1. Les grandes étapes du jeûne intermittent :

Étape 1 : Parlez à un médecin pour déterminer si le jeûne intermittent vous convient.

Étape 2 : Choisissez une méthode de jeûne intermittent qui correspond à votre emploi du temps et à vos préférences.

Étape 3 : Préparez votre environnement en gardant des aliments nutritifs à portée de main pendant que vous mangez.

Étape 4 : Commencez progressivement à ajuster votre corps au jeûne intermittent.

Étape 5 : Gérer les effets secondaires potentiels avec des stratégies appropriées.

Étape 6 : Choisissez des aliments sains et équilibrés lorsque vous mangez.

Étape 7 : Intégrez le jeûne intermittent à votre mode de vie en trouvant des approches flexibles et durables.

Étape 8 : Restez en contact avec votre corps, ajustez vos choix et évaluez régulièrement vos expériences.

2. Avantages du jeûne intermittent :

Contrôle du poids et des calories. Meilleure sensibilité à l'insuline. Favorise la santé cardiaque et la régulation des lipides. Stimulation de l'autophagie et de la clairance cellulaire. Augmentation de la clarté mentale et de l'énergie.

3. Exemples spécifiques de combinaison de jeûne intermittent :

Exemple 1 : La méthode 16/8 avec les professionnels du matin

Horaire : Vous avez des réunions importantes le matin et préférez vous concentrer tôt.

L'approche : entrez dans une fenêtre de jeûne de 16 heures, en sautant le petit-déjeuner, en vous permettant de vous concentrer et de manger un déjeuner énergique qui vous permet de rester productif.

Exemple 2 : Jours flexibles pour les événements sociaux

Situation : Vous avez une fête à laquelle vous souhaitez assister sans restriction.

Approche : Planifiez une journée flexible où vous n'observez pas strictement le jeûne, ce qui vous permet de profiter de l'événement et de vous en tenir à vos objectifs.

Exemple 3 : Planifier des repas variés et équilibrés

Objectif : Vous voulez vous assurer d'obtenir une variété de nutriments lorsque vous mangez.

Approche : Planifiez des repas qui comprennent beaucoup de protéines

maigres, des légumes colorés
et des graisses saines, comme
du saumon grillé et une salade
colorée.

Exemple 4 : S'adapter à votre corps*

 Réaction personnelle : Vous vous sentez faible pendant le jeûne.

Approche : raccourcir temporairement la période de jeûne ou essayer une méthode moins restrictive pour économiser l'énergie.

Exemple 5 : Soutien social et communication*

Situation : Vous êtes gêné de jeûner lors d'un repas familial.

Approche : Parlez ouvertement avec vos proches de votre jeûne intermittent et discutez de la manière dont ils peuvent vous soutenir.

4. Votre long voyage de jeûne intermittent :

Soyez patient et persévérant pendant la période d'adaptation. Adaptez vos méthodes et vos habitudes en fonction de votre expérience personnelle. Écoutez les signaux de votre corps pour déterminer ce qui vous convient le mieux. Pour garantir une expérience positive, évaluez régulièrement vos objectifs et vos résultats. En pratiquant ces étapes, des exemples concrets et des conseils, vous serez prêt à poursuivre votre parcours de jeûne intermittent vers une meilleure santé et un bien-être durable. N'oubliez pas que le jeûne intermittent est une approche personnelle et qu'il est important d'adapter ces principes à votre situation et à vos besoins. Continuez à explorer, à apprendre et à évoluer dans votre quête d'une meilleure santé. Bonne chance dans votre parcours de jeûne intermittent !

Chapitre 9 : Témoignages Inspirants et Succès Réels du Jeûne Intermittent

Dans ce chapitre, nous vous proposons des expériences inspirantes de personnes qui ont réussi à intégrer le jeûne intermittent dans leur vie. Ces histoires vécues illustrent l'impact positif du jeûne intermittent sur leur santé, leur bien-être et leurs objectifs personnels. En partageant ces expériences, nous espérons vous motiver et vous montrer que le jeûne intermittent peut être un moyen efficace d'améliorer votre qualité de vie.

Recommandation #1 : Perte de poids et confiance en soi

 Alice, 32 ans, a décidé d'essayer le jeûne intermittent après avoir lutté avec son poids pendant des années. En combinant la méthode 16/8 avec une alimentation équilibrée, il a perdu 10 kilos en six mois. Non seulement elle a retrouvé confiance en elle, mais elle a également constaté une augmentation de son énergie et de sa concentration au travail.

Exemple concret :

Résultats spécifiques : Alice a suivi systématiquement le jeûne intermittent et a maintenu une alimentation équilibrée pendant ses périodes d'alimentation.

Impact positif : En plus de perdre du poids, Alice se sent plus à l'aise dans son corps et a trouvé une nouvelle motivation pour adopter un mode de vie sain.

Histoire 2 : Traitement du diabète de type 2

John, 45 ans, a reçu un diagnostic de diabète de type

2 et a décidé d'explorer des moyens naturels pour améliorer sa santé. Après avoir consulté son médecin, il a adopté une approche plus douce du jeûne intermittent, en sautant simplement le petit-déjeuner. Grâce à cette pratique, John a pu stabiliser sa glycémie et réduire sa dépendance aux médicaments.

Exemple concret : Approche personnalisée : John a travaillé en étroite collaboration avec son médecin pour adapter le jeûne intermittent à son état.

Amélioration continue : Au fil du temps, la glycémie de John s'est considérablement améliorée et ses symptômes de diabète ont diminué.

Témoignage 3 : Nouvelle énergie et clarté mentale

 Emma, 28 ans, était constamment épuisée et avait du mal à se concentrer sur le travail. Optant pour la méthode 14/10, elle a progressivement intégré le jeûne intermittent dans sa routine. Au fil des semaines, Emma a senti son

énergie augmenter, sa
concentration et sa clarté
mentale s'améliorer.

Exemple concret :
Transition progressive :
Emma a commencé par un
jeûne de 10 heures et a
progressivement augmenté la
durée. Résultats positifs : en
pratiquant régulièrement le
jeûne intermittent, les niveaux
d'énergie d'Emma se sont
améliorés de manière
significative tout au long de la
journée.

Recommandation

4 : De meilleures performances sportives
 Michael, 40 ans, est un athlète amateur qui souhaite améliorer ses performances sportives. En adoptant la méthode 18/6 et en planifiant des repas riches en protéines et en glucides complexes, il a constaté une augmentation de son endurance, de sa force et de sa récupération.

Exemple concret :

Planification nutritionnelle : Michael s'est assuré de consommer suffisamment de protéines et de glucides aux repas pour soutenir son activité physique. Amélioration des performances : Cette approche a permis à Michael d'atteindre ses objectifs sportifs et de se sentir plus fort et mieux.

Caractéristique 5 : Amélioration du bien-être mental et émotionnel

Sophie, 50 ans, a trouvé le jeûne intermittent bénéfique non seulement pour sa santé physique, mais aussi pour son bien-être mental. En pratiquant régulièrement le jeûne intermittent sur une période de 14 heures, il a connu une réduction du stress, une stabilité émotionnelle et un sommeil amélioré.

Exemple concret :

Effets sur la santé mentale : Sophie a découvert que le jeûne intermittent avait un effet positif sur son humeur et sa capacité à faire face au stress. Global Balance : Grâce à cette pratique, Sophie a pu atteindre un équilibre mental et émotionnel qui a contribué à sa qualité de vie. Ces témoignages réels illustrent comment le jeûne intermittent peut affecter positivement une variété de santé et de bien-être. En adaptant les méthodes et les approches à leurs besoins individuels, ces personnes ont pu réaliser des changements significatifs dans leur vie. Leur dévouement, leur patience et leur détermination ont été la clé de leur succès.

Nous espérons que ces exemples vous inciteront à considérer le jeûne intermittent comme un moyen d'améliorer votre santé et votre qualité de

vie. Ce guide touche à sa fin,
mais votre parcours de jeûne
intermittent ne fait que
commencer. Avec les
connaissances que vous avez
acquises, les exemples
concrets que vous avez
trouvés et la détermination,
vous serez prêt à aborder
cette aventure avec confiance.
Nous vous encourageons à
adapter ces approches à votre
situation et à rechercher une
meilleure santé et un bien-être
durable. Bonne chance dans
votre parcours de jeûne
intermittent !

Chapitre 10 : Ressources Pratiques et Conseils Financiers pour Votre Voyage de Jeûne Intermittent

Dans ce dernier chapitre, nous vous fournissons des ressources pratiques pour vous aider à soulager votre jeûne intermittent. Nous proposons également des conseils financiers pour vous aider à adopter cette démarche de manière économique et durable. Que vous débutiez ou cherchiez à améliorer votre pratique, ces ressources et conseils vous aideront tout au long du processus.

1. Ressources en ligne utiles :

Applications de suivi : des applications telles que "Zero" ou "Life" vous aident à suivre les périodes de jeûne, à définir des objectifs et à suivre vos progrès.

Forums et communautés :
rejoignez des groupes ou des
forums en ligne dédiés au
jeûne intermittent pour
partager vos expériences,
poser des questions et obtenir
des conseils de personnes
partageant les mêmes idées.
**Chaînes YouTube et
podcasts** : écoutez des
experts en nutrition et des
praticiens du jeûne intermittent
pour obtenir des conseils, des
idées de recettes et des
expériences inspirantes.
Sites Web informatifs :
Visitez des sites Web de

confiance pour en savoir plus sur les différents types de jeûne intermittent, les avantages, les études scientifiques et les approches qui vous conviennent.

2. Conseils pour un jeûne intermittent économique :
Achetez en gros : Choisissez des aliments périssables comme des légumes, des grains entiers et des noix que vous pouvez acheter en gros pour économiser de l'argent.
Planifiez vos repas : Créez un plan de repas

hebdomadaire pour votre période de jeûne afin d'éviter les achats impulsifs et de limiter la consommation de nourriture.

Choisissez des produits de saison : les fruits et légumes de saison sont souvent moins chers et plus frais. Ils peuvent être ajoutés aux repas au moment des repas.

Cuisinez à la maison : Cuisinez à la maison pour éviter le coût des repas au restaurant ou à emporter.

Explorez des options abordables : choisissez des

sources de protéines peu coûteuses comme les œufs, le poulet et les légumineuses, et choisissez des aliments entiers plutôt que des aliments transformés.

3. Économisez sur les frais supplémentaires :
Parlez à un professionnel de la santé : Avant de prendre des suppléments, parlez à un professionnel de la santé pour savoir ce dont vous pourriez avoir besoin en fonction de votre état de santé et de votre alimentation.

Choisissez des aliments naturels : essayez d'obtenir la plupart de vos nutriments à partir d'un régime alimentaire complet et équilibré au lieu de compter sur des suppléments coûteux.

Comparez les prix : Avant d'acheter, comparez les prix et l'efficacité des différents suppléments sur le marché.

4. Gestion financière de l'alimentation saine :
 Créez un budget d'épicerie : Mettez de côté une partie de

votre budget mensuel pour l'épicerie et respectez ce budget pour éviter les dépenses excessives.

Faites des listes de courses : planifiez vos repas à l'avance et créez des listes de courses pour éviter les achats impulsifs et respecter votre budget.

Profitez des coupons et des offres : Profitez des coupons, des rabais et des offres spéciales pour économiser de l'argent sur les aliments nutritifs.

Préparez les repas à l'avance : déballez et

congelez les repas en
portions pour économiser du
temps et de l'argent sur les
repas de dernière minute.
**Évitez le gaspillage
alimentaire** : Planifiez
soigneusement la quantité de
nourriture dont vous avez
besoin pour éviter le
gaspillage alimentaire.

**5. Investissez dans
l'information nutritionnelle :
 Livres de cuisine et guides** :
Investissez dans des livres de
cuisine et des guides axés sur
le jeûne intermittent et une

alimentation saine pour améliorer vos compétences culinaires.

 Cours en ligne : suivez des cours en ligne liés à la nutrition et au jeûne intermittent pour approfondir vos connaissances et obtenir l'aide d'experts. Consultez un nutritionniste. Si vous le pouvez, consultez un nutritionniste ou un nutritionniste pour obtenir des conseils personnels sur la meilleure façon d'intégrer le jeûne intermittent à votre mode de vie. En utilisant ces ressources pratiques et en suivant des conseils financiers, vous pouvez adopter le jeûne intermittent de manière frugale et durable. Un apprentissage continu, une planification minutieuse et l'utilisation des ressources disponibles vous aideront à maximiser les avantages de cette pratique sans vous ruiner. N'oubliez pas que le jeûne intermittent est une approche personnelle et qu'il est important d'adapter ces conseils à vos besoins et à votre situation.

En combinant détermination et choix conscients, vous pouvez continuer à progresser vers une meilleure santé et un bien-être durable. Bonne chance dans votre parcours de jeûne intermittent et de santé !

conclusion

Nous présentons le jeûne intermittent comme méthode de gestion des repas. Explorez différents types de jeûne intermittent, y compris la méthode 16/8, le jeûne de 24 heures et le jeûne alternatif.

Détaillez les avantages du jeûne intermittent tels que la perte de poids, l'amélioration de la sensibilité à l'insuline et la stimulation de l'autophagie. Met l'accent sur la recherche à l'appui de ces avantages.

Conseils pour consulter un médecin avant de commencer le jeûne intermittent.
Stratégies pour préparer votre environnement et choisir la bonne façon de jeûner.

  Une approche progressive pour s'adapter au jeûne intermittent, en commençant par des fenêtres de jeûne plus courtes. Gérer les effets secondaires possibles tels que la faim et la fatigue pendant la période d'adaptation.

  Examiner les effets secondaires courants tels que les maux de tête, la faim et les sautes d'humeur. Stratégies pour atténuer ces effets secondaires, y compris l'hydratation, la gestion du stress et le choix d'aliments appropriés.

 Une discussion sur les aliments recommandés pour optimiser les bienfaits du jeûne intermittent. Exemples spécifiques de repas équilibrés contenant beaucoup de protéines, de légumes, de graisses saines et de nutriments.

 Stratégies pratiques pour adapter le jeûne intermittent à votre emploi du temps, vos préférences et vos limites.

Des idées pour organiser des événements sociaux, planifier des repas variés et rester flexible pendant le jeûne intermittent.

 Résumé des principales étapes du jeûne intermittent, bienfaits et exemples concrets d'intégration. Encourager la persévérance, personnaliser l'approche et continuer à mesurer les résultats. Expériences inspirantes de personnes qui ont expérimenté le jeûne intermittent avec plus ou moins de succès. Imaginez les effets positifs sur la perte de poids, la santé cardiaque, la concentration, le diabète de type 2 et le bien-être mental.

 Nous proposons des ressources en ligne, des conseils pour économiser de l'argent pendant le jeûne intermittent et des conseils pour gérer vos finances dans le cadre d'une alimentation saine. Ces dix chapitres sont conçus pour vous donner une base solide d'informations sur le jeûne intermittent, ainsi que des exemples concrets et des conseils pratiques sur votre chemin vers une meilleure santé et un bien-être durable. Le jeûne intermittent est une approche personnalisable, et en l'adaptant à vos besoins et à votre style de vie, vous pouvez obtenir des résultats positifs. N'oubliez pas de toujours consulter un médecin avant d'apporter des modifications importantes à votre alimentation. Bonne chance dans votre parcours de jeûne intermittent !

www.ingramcontent.com/pod-product-compliance
Lightning Source LLC
Chambersburg PA
CBHW070857260726
48661CB00004B/1456